Ausprobiert!
Grüner Kaffee als
Schlankmacher

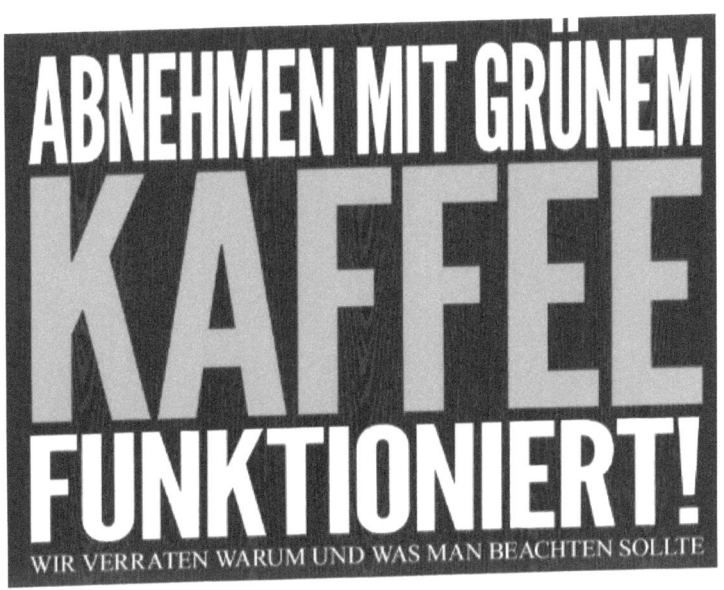

Abnehmen kann so easy sein.

EIN SPRICHWORT SAGT:

„Schlank macht Fit"

Dies ist meine Philosophie

Vorwort

Hallo, ich heiße Monika Braun, bin Autorin von einigen erfolgreichen Gesundheitsratgebern.

Heute möchte ich Ihnen etwas Neues vorstellen.

Also was mich anbelangt, war es definitiv neu.
Mein heutiges Thema ist „Abnehmen mit Grünem Kaffee". Ja, Sie lesen richtig, nix Tee, sondern Kaffee.

Es ist ein Trend aus Amerika, der allerdings erst langsam nach Deutschland schwappt. Meine Freundin Cathy, welche in Florida lebt, machte mich auf das Produkt grünen Kaffee aufmerksam.
Nachdem ich ihr, nicht zum ersten Mal, in den Ohren lag, dass ich über den Winter einige Kilos zu viel auf den Hüften mit herumtrage.

Mir persönlich wäre dieser Umstand keine Spur aufgefallen, nein ich bin schlank, sportlich und die Hosen passten alle - n o c h!

Es war mein lieber Gatte, der mich scherzhaft als seine kleine Speckrolle betitelte, als er mich genüsslich in der Badewanne erblickte. Mal ehrlich, auch wenn ich weiß, dass mein Mann wirklich jedes Kilo an mir liebt, hört FRAU dies nicht so gerne.

So!

Ich musste was unternehmen. Und da kam mir der Vorschlag von Cathy gerade recht.

Jetzt kann man unken, „ach die Amis, die sind doch bezüglich Fitness bekloppt". Dennoch aus dem Land der unbegrenzten Möglichkeiten kommt auch einiges an tollen Produkten.

Ich besorgte mir grünen Kaffee und startete damit mein Diesjähriges Frühjahrs - Abnehmprogramm.

Was will ich sagen?

ES FUNKTIONIERT!

Innerhalb einiger Wochen hatte ich ohne jeglichen Stress an die 6 Kilo abgenommen. (Nachhaltig!, bis heute)

Dieser Ratgeber wird sämtliche Zweifel im Keime ersticken. Ich wette, **SIE, ja SIE** werden es mir nachmachen.

Abnehmen mit grünem Kaffee ist erholsam und spannend.

Viel Erfolg....

Ihre **Monika Braun**

Inhaltsverzeichnis

Fatburner Nr. 1 - Grüner Kaffee

Es ist weitestgehend allgemein bekannt, dass Kaffee eine in der Tat nachweisbare, Fett verbrennende Wirkung beim menschlichen Körper erzielt.
Der Effekt ist zwar mehr oder weniger marginal zu nennen und wirkt nur in gewissen Dosen.

Deshalb die berechtigte Frage:

„Kann mit grünem Kaffee effektiv abgenommen werden?

<u>Die Antwort:</u>

Absolut!

Wie zahlreiche unabhängige Forscher herausfanden, ist die im gerösteten Kaffee vorhandene, Fett verbrennende Auswirkung nur ein blasser Abklatsch im Vergleich zur Wirkung von grünem Kaffee.

In diversen Testreihen konnten unterschiedlichste Testpersonen durch die Nutzung von grünem Kaffee innerhalb einiger Monate signifikant Gewicht verlieren.

Und den Körperfettanteil deutlich im niedrigen bis mittleren, zweistelligen Prozentbereich reduzieren.

Was es genau mit dem grünen Kaffee auf sich hat, welche Vor- und Nachteile er bietet und was sonst noch über dieses »Wundermittel« zu wissen gilt, wird im nachfolgenden Text näher ausgeführt werden.

Zuerst wollen wir folgende Frage klären:

Was ist grüner Kaffee überhaupt?

Der Begriff „grüner Kaffee" kann fürs Erste irritierend sein.

Viele assoziieren damit zum Beispiel ökologisch nachhaltige Anpflanzung und umweltschonenden, sowie zu fairen Konditionen abgehandelten Vertrieb.

Dabei beschreibt „grüner Kaffee" genau das, was es ist. Nämlich die ungerösteten Bohnen der Kaffeepflanze.

Der grüne Kaffee, der bevorzugt zum Abnehmen benutzt wird, existiert in der Regel aus dem Extrakt der ungerösteten Bohnen, welche in Kapseln konzentriert und dosiert werden. (Gibt es allerdings auch im Aufgussbeutel, dazu kommen wir später)

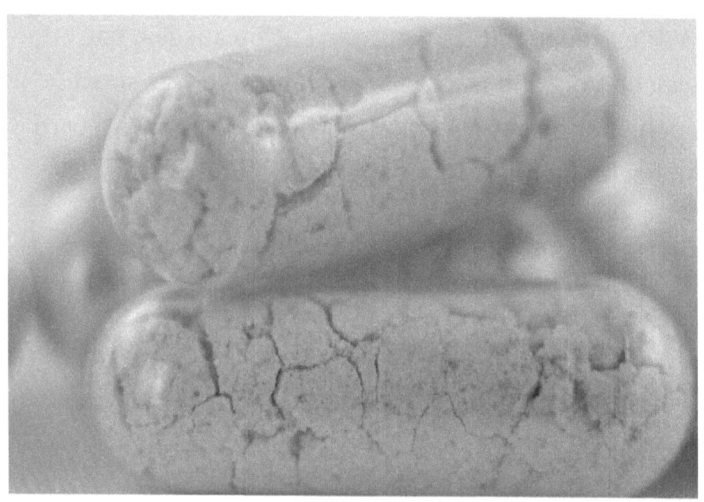

Diese Kapseln ermöglichen dann eine unkomplizierte Aufnahme von geeigneten Dosen des grünen Kaffees.

(Während meiner „Grünen Kaffee Kur" nahm ich 2 Kapseln pro Tag)

Der Vorteil der fehlenden Behandlung der Kaffeebohnen besteht vor allem darin, dass sämtliche Nährstoffe der gesunden Kaffeebohnen erhalten bleiben.

Beim Rösten wird ein Großteil der unterschiedlichsten Nährstoffe vernichtet, um den für Kaffee typischen Eigengeschmack zu erhalten.

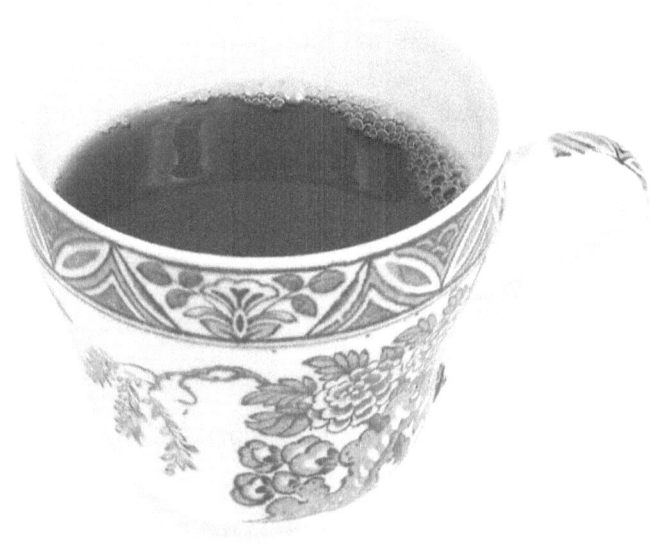

Die grünen Kaffeebohnen dahingegen haben geschmacklich nur wenig mit dem allgemein bekannten Kaffee zu tun, dafür sind sie die optimalen Lieferanten wertvoller Stoffe.

Aber wie wirkt denn der grüne Kaffee, wieso kann er einem beim Abnehmen helfen?

Die unbehandelten Kaffeebohnen besitzen eine Vielzahl von intakten Nährstoffen, die vom Körper sehr gut aufgenommen werden können.

Der für die Fettverbrennung so maßgebende Stoff ist allerdings die sogenannte **Chlorogensäure***.

Bei diversen Röstverfahren wird der Gehalt der Bohnen an Chlorogensäure massiv gesenkt, wenngleich immer ein gewisser Restanteil übrig bleibt. Die unbehandelten Bohnen dagegen strotzen nur so vor Chlorogensäure.

Dies ist die Grundlage für die fett verbrennende Wirkung des grünen Kaffees.

Vereinfacht ausgedrückt kann gesagt werden, dass die Chlorogensäure in erster Linie die Kapazitäten, sowie Fähigkeiten des Körpers zur Aufnahme und Speicherung von Zucker deutlich reduziert.

Der Körper kann aufgrund der im grünen Kaffee enthaltenen Chlorogensäure weitaus weniger Zucker und damit Fett einlagern, als er es sonst tut. Durch die Reduzierung der Aufnahme- und Speicherkapazitäten von Zucker in all seinen Formen ist der Körper darauf angewiesen, die eigenen Fettreserven zur Energiegewinnung anzuzapfen.

Die Folge ist eine kontinuierliche Senkung von Körperfettanteil und damit von Gewicht.

Zuvor genannter Effekt braucht nicht mit zusätzlichem Sport, bzw. Änderung der Essgewohnheiten unterstützt zu werden, auch wenn dies ohne Frage zu empfehlen wäre. Die Wirkung des grünen Kaffees ist allerdings kein Freifahrtschein für einen extrem zuckerreichen Lebensstil.

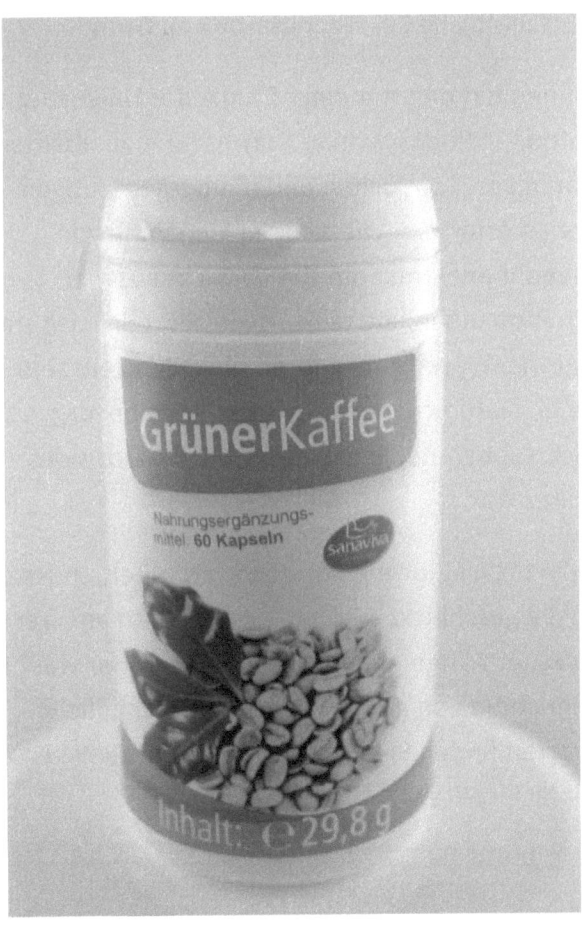

Grüner Kaffee ist der neue Trend in den USA

Dem Hype um die grünen Kaffeebohnen, der vermeintlich aus dem Nichts kam, liegt tatsächlich eine wissenschaftliche Forschungsarbeit zu Grunde.

Begonnen hat dies mit einer Studie der University of Scranton* in Pennsylvania. Dort hatte man über einen Zeitraum von 22 Wochen mit 16 übergewichtigen Personen erforscht, wie sich die Einnahme von Kaffeebohnenextrakt auf das Gewicht auswirkt.
Die 16 Probanden, die teilweise leicht, teilweise stark übergewichtig waren, verloren über den Zeitraum an Gewicht. Natürlich gab es Unterschiede bei der Gewichtsabnahme, je nachdem wie die Dosis des Extraktes war.

Dreimal täglich, jeweils vor den Mahlzeiten, musste eine Pille geschluckt werden. Was ist dran am Trend? Hilft grüner Kaffee nun zum Abnehmen oder was? Ist die Einnahme von grünen Kaffee evtl. schädlich? Antworten finden Sie in den nächsten Artikeln. Lesen Sie einfach weiter.

!INFO!

Auf Wikipedia habe ich folgende Information zur University of Scranton* gefunden.

Textquelle: Wikipedia, URL: http://de.wikipedia.org/wiki/University_of_Scranton

* Die **University of Scranton** ist eine Privatuniversität in römisch-katholischer, jesuitischer Trägerschaft mit Sitz in Scranton, Pennsylvania.
Die Hochschule wurde 1888 durch den ersten Bischof von Scranton, William O'Hara, als *St. Thomas College* gegründet. 1938 erhielt das College des Status einer Universität.

Es wurde von 1888 bis 1942 durch die Diözese, später durch die Christian Brothers geleitet. Bischof William Joseph Hafey übertrug 1942 die Leitung dem Jesuitenorden.

Sie ist eines von 28 Mitgliedern der Association of Jesuit Colleges and Universities.

Wie kann am besten mit Hilfe des grünen Kaffees abgenommen werden?

Eigentlich ist gesundes Abnehmen mittels des grünen Kaffees keine unnötig komplizierte oder umständliche Art abzunehmen. Im Grunde genommen lässt sich sagen, dass für ein erfolgreiches Abspecken drei Basiselemente vorhanden sein müssen:

Grüner Kaffee.

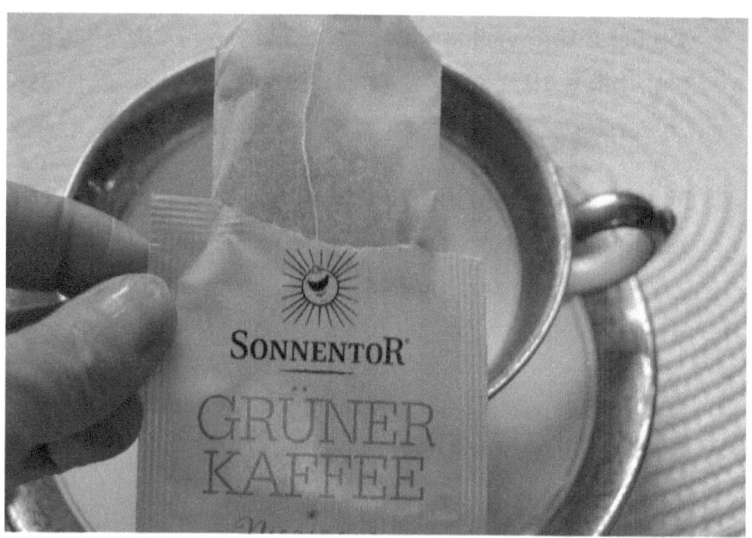

Hier im Aufgussbeutel

Eine ausgewogene Ernährung.

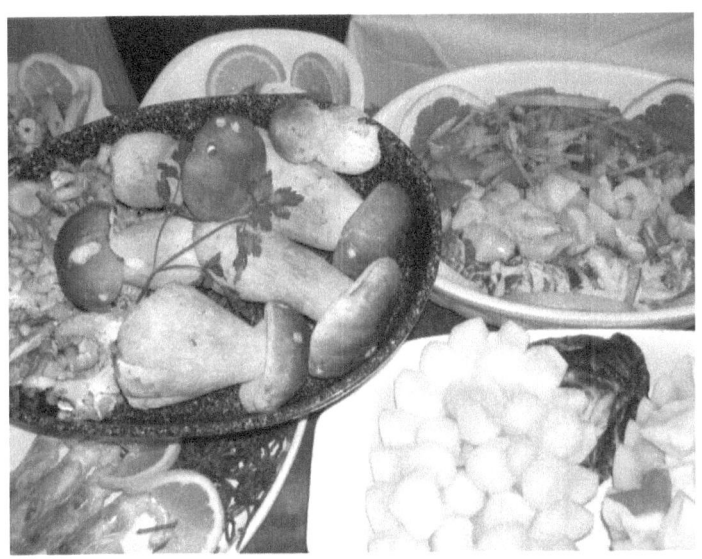

Geduld.

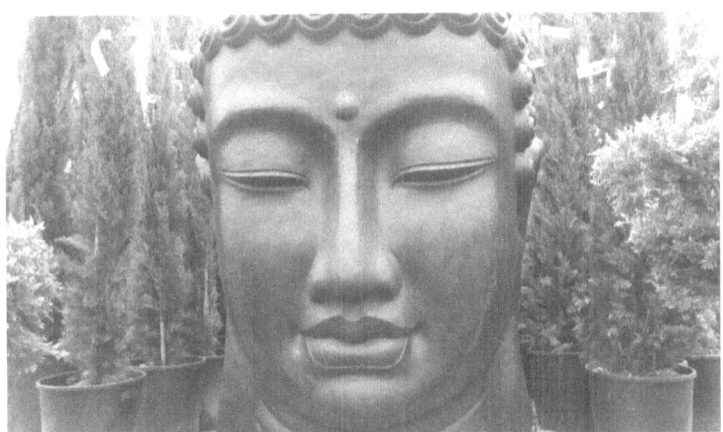

Der erste Punkt erklärt sich von selbst.

Die Kapseln mit dem Extrakt des grünen Kaffees erledigen die Hauptarbeit bei dem Vorhaben, erfolgreich abzunehmen. Wer keine Kapseln will, der kann ebenso zur Aufguss Variante greifen.

Um allerdings tatsächlich erfolgreich abzunehmen, sollte weiterhin auf eine ausgewogene Ernährung geachtet werden.

Es muss nicht im Entferntesten auf Wasser und Brot umgestiegen werden, bzw. nur noch der veganen Lebensweise zu frönen. Nein wirklich nicht.

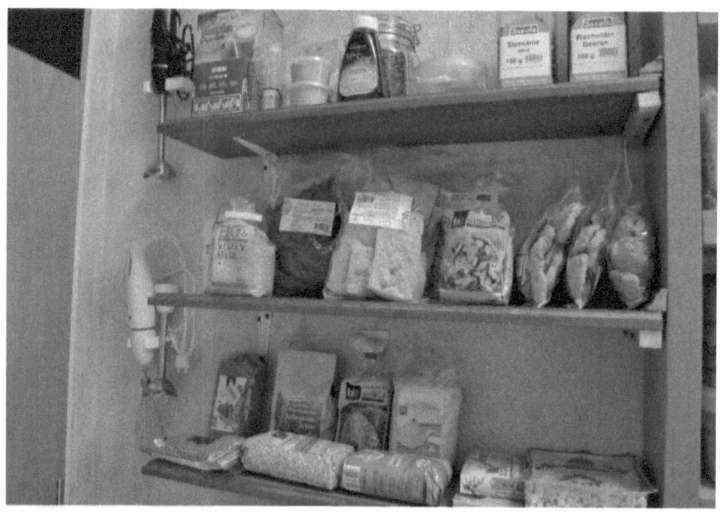

(Blick in meinen eigenen Vegan-Shop in meiner Küche)

Auch empfiehlt es sich nicht, übermäßig Zucker aufzunehmen.
Dies würde das Abnehmen nur verlangsamen.

Deshalb weg von Cola Genuss, bzw. anderweitige süße Getränke.

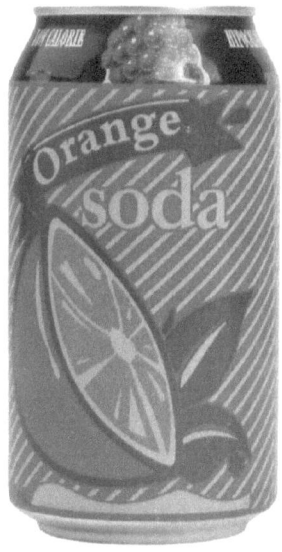

Geduld muss ebenfalls vorhanden sein. Auch wenn die Wirkung des grünen Kaffees phänomenal wirken sollte, braucht sie dennoch ihre Zeit.

Die meisten seriösen Studien zur Wirkung des grünen Kaffees erstreckten sich über einen Zeitraum von 20 - 25 Wochen.

Nach dieser Zeit konnte man signifikante Veränderungen feststellen.

Es sollte also kein Wunder erwartet werden, dass nach zwei Wochen bereits die Traumfigur erreicht sei. Vielmehr muss man dem grünen Kaffee seine Zeit geben, denn was lange währt, wird gut.

Das Abnehmen mit Hilfe des grünen Kaffees lässt sich wunderbar in den eigenen Alltag integrieren.

Es lassen sich in vielen Onlineshops, Apotheken und Drogerien zahlreiche Präparate auf Basis des grünen Kaffees finden, die absolut unkompliziert einzunehmen sind.

In der Regel werden die Kapseln unzerkaut mit etwas Wasser geschluckt.

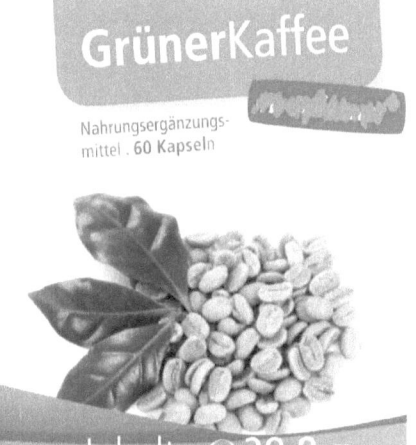

Zutaten: Grüner Kaffee Extrakt,
Hilfsstoffe: Maisstärke
Kapselmaterial: Hartgelatine,
Vitamin C, Chrom (III) chlorid-6-hydrat.

Nährwertangaben:	1 Kapsel	3 Kapseln	RDA %
Grüner Kaffee	200 mg	600 mg	**
Vitamin C	20 mg	60 mg	25/75
Chrom	30 µg	90 µg	75/225

RDA = empfohlene Mindestzufuhr pro Tag nach NKV

GrünerKaffee

Nahrungsergänzungs-
mittel . 60 Kapseln

Inhalt: ℮29,8 g

Wichtige Hinweise: Bei Nahrungsergänzungen Verzehrsempfehlung nicht überschreiten. Sie sollen nicht als Ersatz für eine ausgewogene und abwechslungsreiche Ernährung, sowie gesunde Lebensweise verwendet werden und kühl, trocken und lichtgeschützt außerhalb der Reichweite kleiner Kinder gelagert werden.

(Ich hatte mich damals für dieses Produkt entschieden. Empfehlung max. 3 Kapseln am Tage)

Bei den meisten Präparaten reicht es vollkommen aus, wenn man zwei Kapseln über den Tag verteilt zu sich nimmt. Ist dieser Vorgang erstmal Routine, sollten sich schon bald die ersten, sichtbaren Erfolge einstellen.

Bei Nahrungsergänzungen Verzehrs Empfehlung nicht überschreiten.

Sie sollen nicht als Ersatz für eine ausgewogene und abwechslungsreiche Ernährung, sowie gesunde Lebensweise verwendet werden.

Grünen Kaffee im Teebeutel?

Vor kurzem entdeckte ich die praktischen Aufgussbeutel, damit lässt sich ebenfalls im Handumdrehen ein tolles Getränk zaubern.

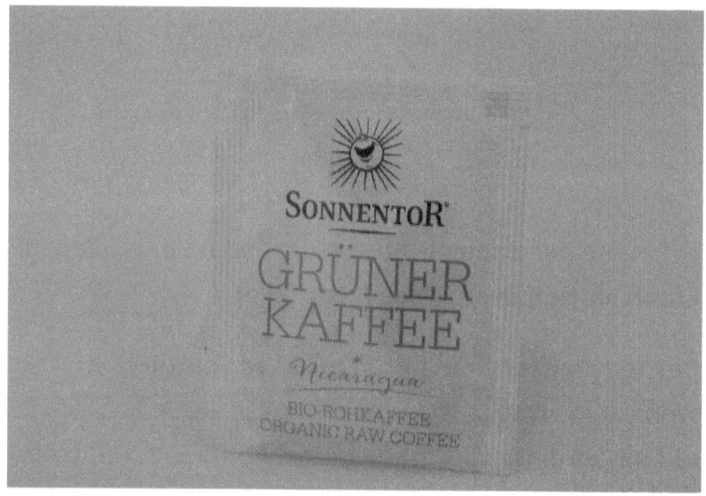

Wie dies geht? Ganz einfach:

1 Beutel Grünen Kaffee mit rund 200 ml kochendem Wasser aufgießen. Diesen dann ca. 3 Minuten ziehen lassen und fertig ist Ihr „Abnehm-Kaffee"

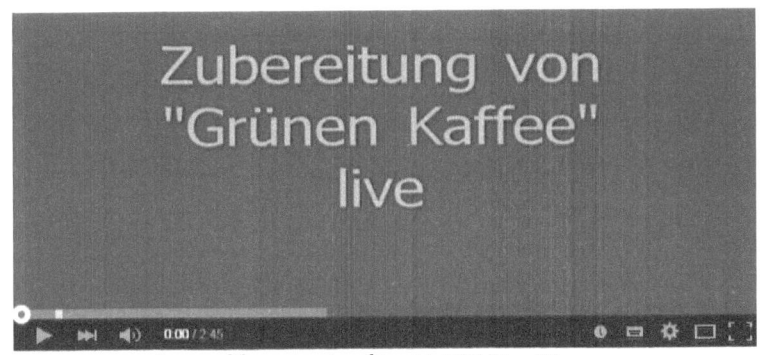

http://youtu.be/AxAhS3MtmRI

Kurze Pause! Gedanken machen und notieren.

_____

_____

_____

_____

_____

Und Video schon angesehen?

_____

_____

_____

_____

Die hellgrüne Tasse Grüner Kaffee duftet richtig angenehm. Etwas nach Heu oder besser gesagt, wenn Sie frühmorgens über eine Wiese schlendern, nehmen Sie diesen herrlichen Geruch ebenso wahr. Sehr angenehm.

Der Geschmack erinnert einen an frische Erbsen. Eventuell haben Sie es schon mal gemacht, Erbsen aus der Schale ausgepuhlt.

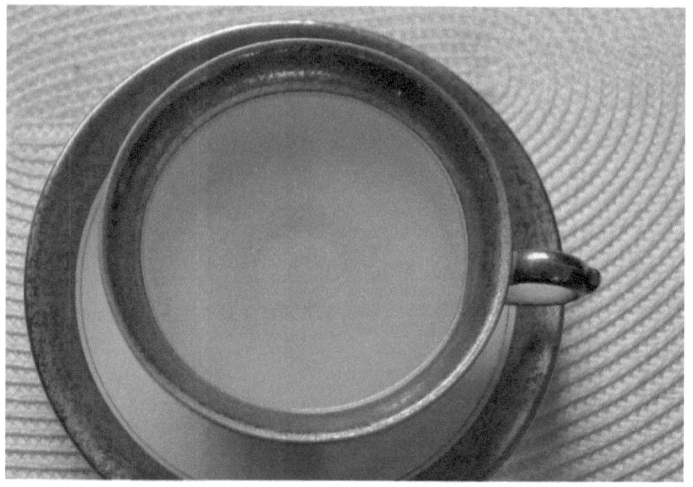

Mit grünem Kaffee stabilisieren Sie Ihren Blutdruck.

Mit grünem Kaffee beschleunigen Sie das Tempo des Stoffwechsels in Ihrem Körper.

Mit grünem Kaffee verlieren Sie überflüssige Kilos ohne große Opfer bringen zu müssen.

Grüner Kaffee kann sehr gut nach jeder Mahlzeit oder nach dem Sport getrunken werden. Ebenfalls eine herrliche Tasse für zwischendurch! Sie können diesen bereits Zuhause zubereiten und über den Tag verteilt auf der Arbeit trinken.

Tipp:

Den Aufgussbeutel können Sie zweimal benutzen.

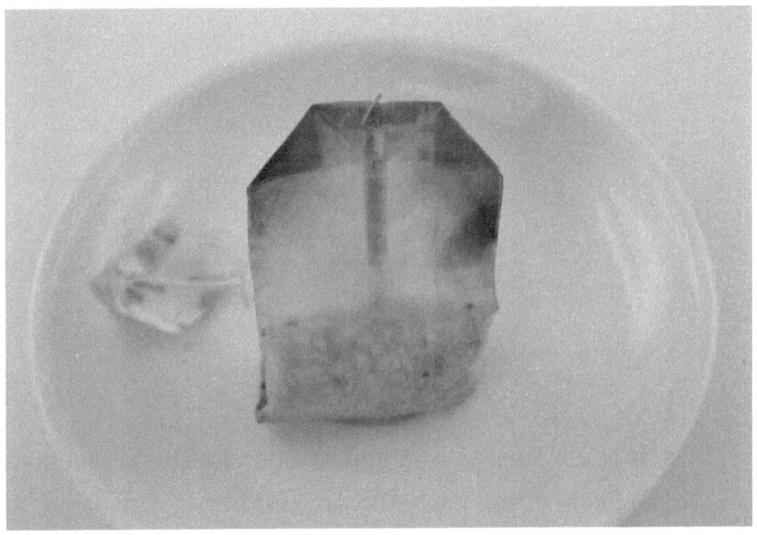

Hier der Beutel nach 2x-iger Benutzung.

Sie werden sehen, dass beim 2x der Grüne Kaffee, wirklich grün aussieht, während der erste Aufguss etwas gelblicher in der Farbe daher kommt.

Der Geschmack ist auch intensiver.

Also mir schmeckt dieser Aufguss noch besser. „Ausprobieren ist Angesagt"

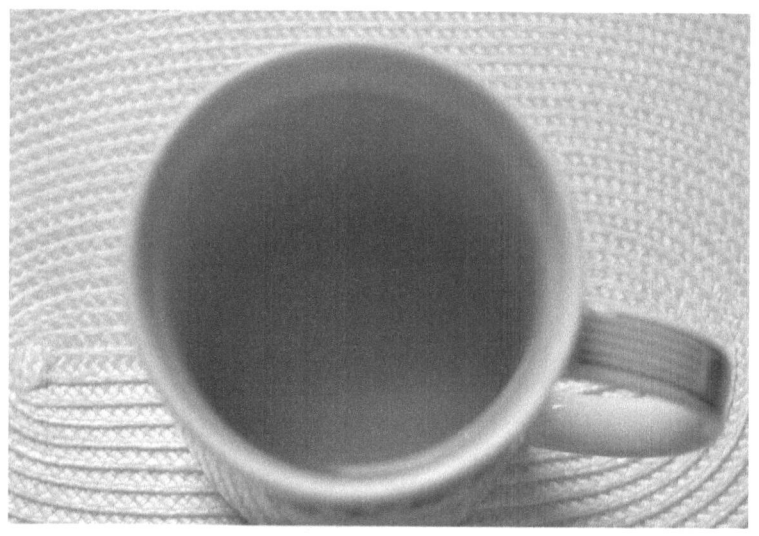

Doch bevor Sie sich nun dem Grünen Kaffee hingeben, lesen Sie erst den nächsten Artikel.

Ist grüner Kaffee für die Gesamtheit geeignet?

Jeder, der mit seiner Figur oder seinem Gewicht unzufrieden ist, kann ohne Probleme zu den Präparaten fassen. Männer und Frauen eines jeden Alters können zu den Kapseln mit dem Extrakt des grünen Kaffees greifen. Allerdings bitte den Hinweis der Mengenangabe einhalten!

Es braucht auch keine Überkoffeinisierung befürchtet zu werden, da der grüne Kaffee weitaus weniger an Koffein enthält, als sein gerösteter Verwandter.

Die Wirkung des grünen Kaffees ist darüber hinaus nicht an bestimmte Berufsgruppen gebunden.

Ganz gleich, ob der Beruf viel Sitzen erfordert, oder ob er einen ständig auf Trab hält, der grüne Kaffee wirkt immer eins.

So verwundert es kaum, dass sowohl Hausfrauen als auch Hobbysportler gerne zu den Präparaten greifen, um den überzähligen Pfunden den Kampf anzusagen.

Nicht geeignet ist Grüner Kaffee für:

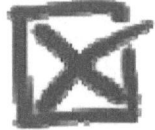

Schwangere und stillende Frauen,

Coffein empfindliche Menschen

Menschen mit Diabetes (hier gibt es unterschiedliche Meinungen), Bluthochduck, Herzschwierigkeiten und Kinder.

Wie sehen die Vorteile des grünen Kaffees aus?

Nun, die Vorteile des grünen Kaffees sind vielseitig.

Nicht nur, dass sich die Kapseln mit dem Wirkstoff des grünen Kaffees unkompliziert und bequem aufnehmen lassen. (Bzw. als Getränk mit dem vorher genannten Aufgussbeutel)

Sondern auch die Art und Weise wie die Chlorogensäure* wirkt, ist ein großer Pluspunkt. Im Grunde genommen gibt es nur sehr seltene Alternativen, die ebenso unauffällig wie effizient den Körper bei der Reduzierung des Fettanteils unterstützen.

Nichtsdestotrotz lässt sich auch etwas auf der Kontraseite verbuchen, was ich hier noch erwähnen möchte. Dosiert man über längere Zeit hinweg die Chlorogensäure um das Zehnfache dessen, was in den Präparaten enthalten ist, kann dies gesundheitsschädigende Wirkungen entfalten.

Es gilt hier der altbekannte Ausspruch:
„Die Dosis macht das Gift".

Bisher ist allerdings noch kein Fall publik, bei dem es einer Person mittels grüner Kaffee Kapseln gelang, sich selbst zu schaden.

Dennoch besteht in der Theorie die Möglichkeit.

Alles in allem lässt sich festhalten, dass der grüne Kaffee der ideale Partner ist, um produktiv abnehmen zu können.

Unterstützt man die Wirkung der wohltuenden Chlorogensäure mittels ausgewogener Ernährung und leichter Bewegung, lässt sich die Effektivität des grünen Kaffees nochmals deutlich steigern und schnellere Resultate erzielen.

Im Gegensatz zu viel beschworenen Wunderpillen aus dem Labor, sind die Kräfte des grünen Kaffees tatsächlich nachgewiesen. Und einer der normalsten und effektivsten Wege, um gesundheitsfördernd und erfolgreich Fett verschwinden zu lassen.

Also lassen Sie die Kilos purzeln mit Hilfe von Grünem Kaffee. Und nochmals bitte der Hinweis, sollten Sie zu den „Risikogruppen" gehören, (Siehe Bericht Nachteile!) dann sprechen Sie im Vorfeld bitte mit Ihrem Arzt, Heilpraktiker etc.

* Chlorogensäure

Textquelle Wikipedia unter:
http://de.wikipedia.org/wiki/Chlorogens%C3%A4ure

Chlorogensäure ist ein Naturstoff, der in zahlreichen Pflanzen vorkommt; chemisch gesehen ist sie ein Ester der Kaffeesäure mit der Chinasäure als alkoholischer Komponente und zählt daher zur Gruppe der Depside. Die IUPAC-Bezeichnung der Chlorogensäure lautet 3-[[3-(3,4-Dihydroxyphenyl)-1-oxo-2-propenyl]oxy]-1, 4,5-trihydroxycyclohexancarbonsäure.

Hell geröstete Kaffeebohnen

Besonders bekannt ist sie als Inhaltsstoff des Kaffees, doch findet sie sich auch in zahlreichen Pflanzengattungen wie Chrozophora, Chinarindenbäumen (Cinchona), Skabiosen, Baldrianen (Valeriana), Greiskräutern (Senecio) und Johanniskräutern (Hypericum) sowie in der Weiß-Tanne (Abies alba), in Weißdornen (Crataegus), in der Artischocke, im Roten Sonnenhut (Echinacea), in Kartoffeln und in der Brennnessel.

Chlorogensäure wird unter anderem für Beschwerden bei magenempfindlichen Kaffeetrinkern verantwortlich gemacht, weshalb der Chlorogensäuregehalt durch spezielle Röstverfahren reduziert wird. Hierbei wird durch langsame, rund zwanzigminütige Röstung bei Temperaturen um 200 °C mehr Chlorogensäure abgebaut als durch schnelle, drei- bis fünfminütige Röstung bei Temperaturen von 400 bis 600 °C. 100 g Röstkaffee enthalten ca. 3,5 g Chlorogensäure. Gegen Chlorogensäure als Hauptursache für Magenreizungen spricht allerdings, dass sie bei Tierversuchen Magengeschwüre gebessert hat und andere chlorogensäurehaltige Nahrungsmittel keine Magenbeschwerden verursachen.

Chlorogensäure bildet als Polyphenol Komplexe. Ihre Komplexe mit Eisen(III)-ionen sind schwarz gefärbt. Dies kann zu entsprechenden Verfärbungen von chlorogensäurehaltigen Gemüsen führen, etwa beim Kochen von Kartoffeln in Töpfen aus Eisen. Erwünscht ist der Effekt bei der Herstellung von Mooskuchen. Dessen Belag färbt sich grün, weil die im aufgestreuten Kaffee enthaltene Chlorogensäure mit dem Eiweiß des Belags reagiert. Diese Grünfärbung in alkalischer Lösung ist vermutlich der Namensursprung von Chlorogen (griech. χλωρος chlōrós „hellgrün"

Teilauszug von Wikipedia, mehr unter Quelle Wikipedia:
http://de.wikipedia.org/wiki/Chlorogens%C3%A4ure

Gibt es Nachteile beim grünen Kaffee?

Natürlich hat die Einnahme eines naturreinen Extraktes aus grünen Kaffee auch Nachteile.

In den grünen Bohnen ist, genauso wie bei ihren gerösteten Verwandten, Koffein enthalten. Das kann, genauso wie die Chlorogensäure, den Homocastein-Spiegel* erhöhen, der wiederum als Risikofaktor für Herz-Kreislauf-Erkrankungen gilt.

Aus genannten Grünen gelten hier für die grünen Kaffeebohnen evtl. dieselben Nebenwirkungen wie bei dem vertrauten schwarzen Kaffee.

Mögliche Nebenwirkungen können sein:

Herzrasen

Schlaflosigkeit

Unruhe

Allerdings ist die Menge an Koffein im grünen Kaffee weitaus geringer als beim Röstkaffee.

Bitte beachten Sie dies als Hinweise, evtl. sollten Sie v o r Einnahme von Grünem Kaffee mit Ihrem Arzt oder Heilpraktiker sprechen.

Wenn Sie grünen Kaffee in Form von Kapseln (Nahrungsergänzung) einnehmen, dann gilt folgender Hinweis;

Bei Nahrungsergänzungen Verzehrs Empfehlung nicht überschreiten. Sie sollen nicht als Ersatz für eine ausgewogene und abwechslungsreiche Ernährung, sowie gesunde Lebensweise verwendet werden.

* Bei Wikipedia unter nachfolgender URL können Sie sich eingehender über den Begriff: „Homocastein-Spiegel" informieren.

Hier die URL:
http://de.wikipedia.org/wiki/Homocystein

Wo kann ich grünen Kaffee kaufen?

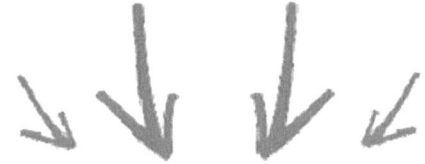

Im Bioladen oder Reformhaus in Ihrer Stadt.

Im Internet

Im Sanaviva Onlineshop

http://www.shop.sanaviva.de

oder

Ebooksofashop- der Shop für außergewöhnliche Produkte

http://bit.ly/ebooksofashop

http://bit.ly/miswak-afrikanischezahnbürste

und die Aufgussbeutel bei einem großen Online Versandhändler.
(jeder kennt Ihn!)

URL: **http://www.bit.ly/gruener-kaffee**

In unserer wunderschönen Stadt gibt es leider keine Stelle wo ich „Grünen Kaffee" beziehen kann, aus diesem Grunde greife ich gerne auf die Vielfältigkeit des Internets und diversen Onlineshops zu.

Eventuell haben Sie diesbezüglich mehr Glück. Dann greifen Sie zu, jedoch egal woher Sie Grünen Kaffee beziehen, bitte achten Sie auf jeden Fall darauf, dass es sich ein reines, unverfälschtes und innovatives Naturprodukt handelt.

Das große Buch der Paleo-Ernährung:
http://www.ebooksofa.bgp24.eu/blog/das-grosse-buch-der-palaeo-ernaehrung-aus-dem-riva-verlag/

Live Zubereitung von grünem Kaffee auf YouTube:
http://youtu.be/AxAhS3MtmRI

Ich möchte eindringlich darauf hinweisen, dass die in diesem Ratgeber genannten URLs, nicht als Werbung oder Kaufaufforderung zu sehen sind. Sie dienen einzig und allein Ihrer Informationsbeschaffung, sofern Sie möchten.

Aufgrund meiner Erfahrung ist die überwiegende Zahl der Leser und Leserinnen meiner E-Books immer stets erfreut, interessante Informationsquellen gleich zu finden, ohne lange auf die Suche gehen zu müssen.

Sollten Sie die Verlinkungen stören, sehen Sie bitte darüber hinweg oder senden Sie mir einfach eine E-Mail an: mehrwissen57@web.de, was Sie stört. Natürlich bin ich auch für positives Lob dankbar.

Weitere Kindle E-Books

Hier noch ein kleiner E-Books Hinweis zu weiter interessante Themen.

Gegebenenfalls interessiert Sie ja noch ein anderes Thema, dann klicken Sie einfach auf das jeweilige Cover, sprich Bild und innerhalb von Sekunden erhalten Sie weitere Informationen zu dem ausgesuchten Buch. Alle diese E-Book Tipps finden zum größten Teil auch auf der Bestseller – Liste von Amazon Kindle....Viel Spaß!

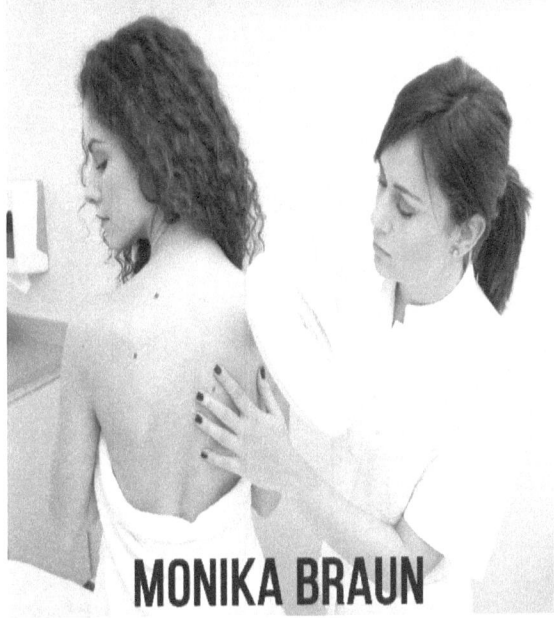

**DAS IST DOCH EIN MELANOM
HABE ICH JETZT HAUTKREBS?**

Tipps + Hinweise für Ihr Gespräch mit dem Dermatologen

MONIKA BRAUN

Melanome rechtzeitig erkennen

Als Taschenbuch & E-Book bestellen bei Amazon

http://bit.ly/melanom-erkennen

Fit in
7 Tagen mit
BambusSalz

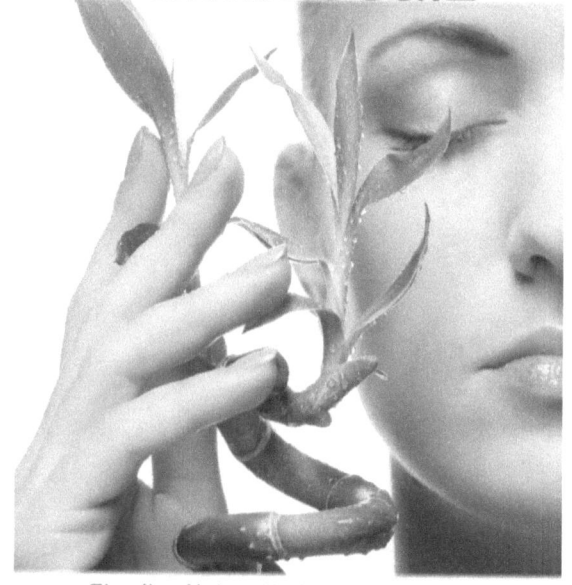

Ein altes Naturmittel bewirkt Wunder

Monika Braun

Ihr Ratgeber für ein altes Naturheilmittel

Als Taschenbuch & E-Book bestellen bei Amazon

https://www.amazon.de/dp/B00ID9XLR4

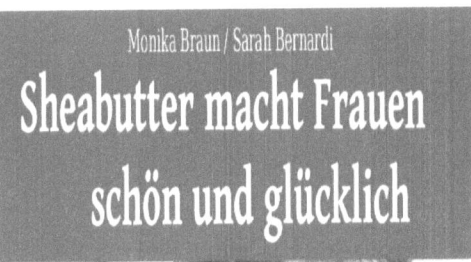

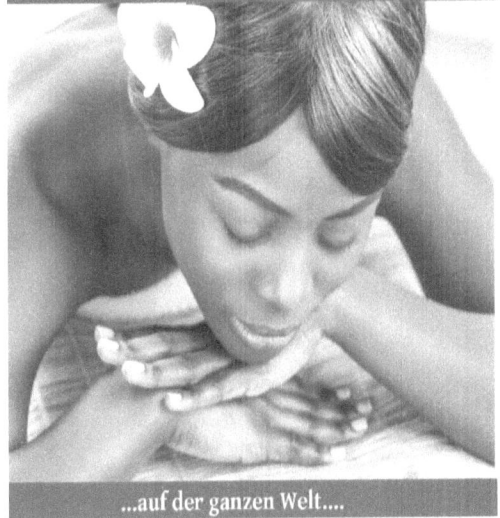

...auf der ganzen Welt....

Sheabutter macht Frauen schön und
glücklich....auf der ganzen Welt...

Als E-Books bestellen bei Amazon

https://www.amazon.de/dp/B00BUL2506

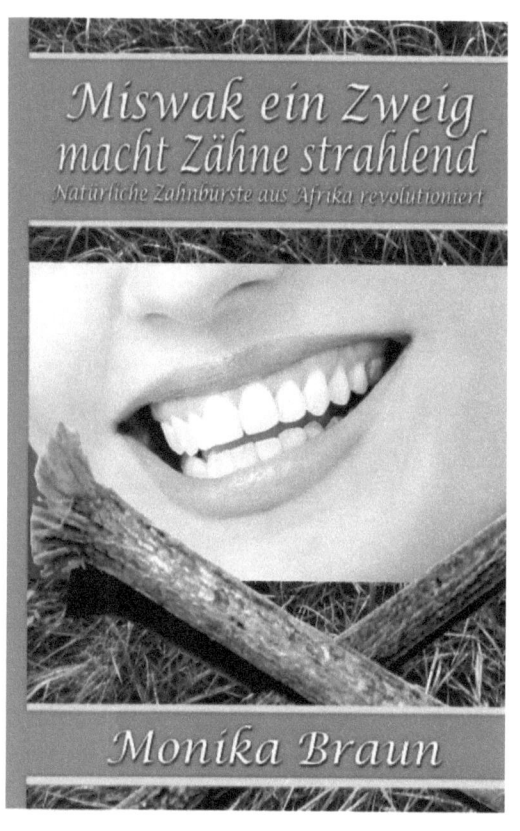

Miswak ein Zweig macht Zähne strahlend.

Natürliche Zahnbürste aus Afrika revolutioniert

Als Taschenbuch und E-Books bestellen bei Amazon

https://www.amazon.de/dp/B00L3D7HVS

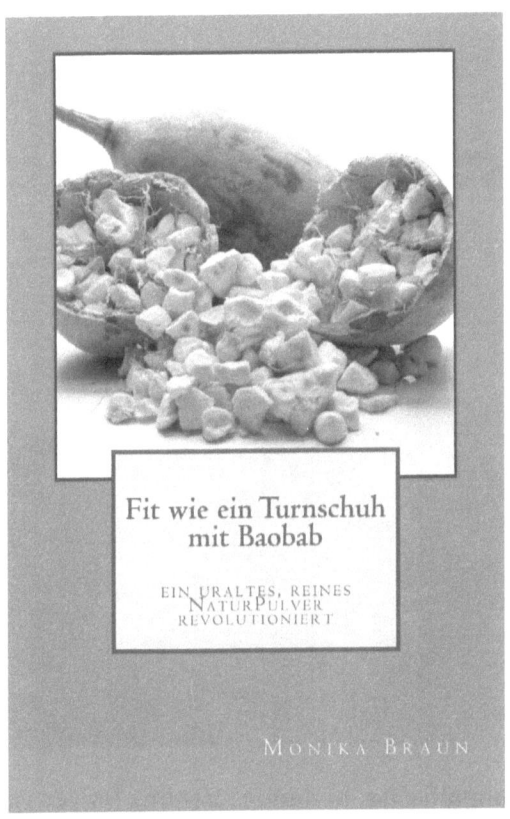

Fit wie ein Turnschuh mit Baobab

Als Taschenbuch und E-Books bestellen bei Amazon

https://www.amazon.de/dp/B00JLSSWK2

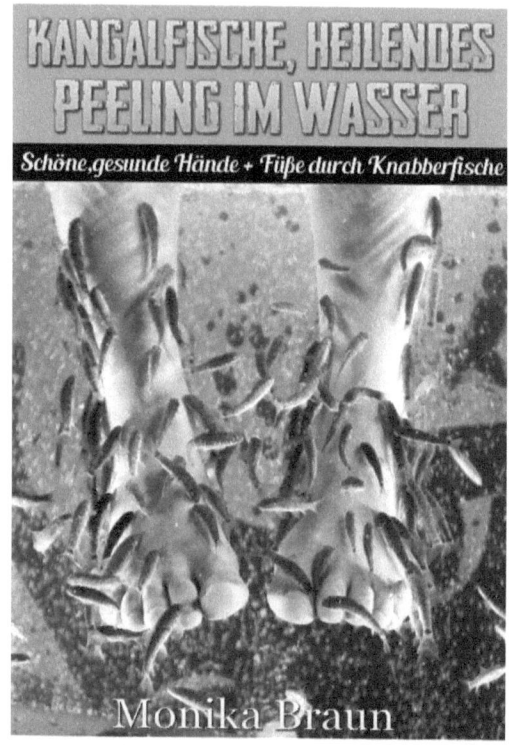

Kangalfische, heilendes Peeling im Wasser

Als Taschenbuch & E-Book bestellen bei Amazon

https://www.amazon.de/dp/B00MTKR2NC

Impressum

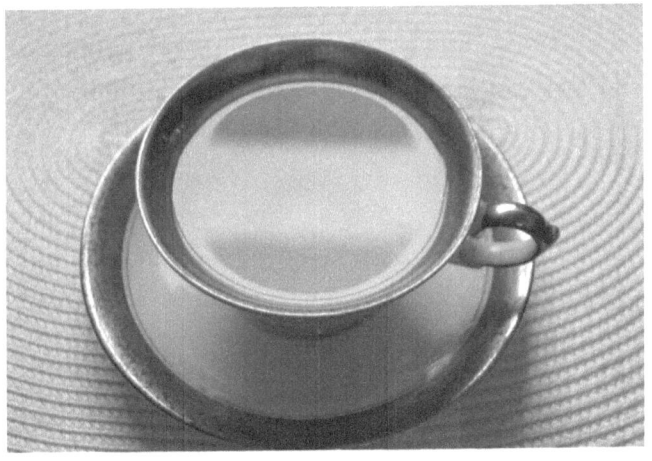

Monika Braun

autor-monikabraun@web.de

erreichbar über B.G.-p. OHG in 97688 Bad Kissingen

Ein ausführliches Impressum finden Sie auf meinem Blog:

www.monikabraun.wordpress.com

Die Autorin wurde 1964 in Nordrhein Westfalen geboren und lebt heute mit Mann und Ihren zwei Kindern in einem kleinen Städtchen in Bayern.

Stets ein Auge auf die Natur und Gesundheit gerichtet, schreibt Sie über diese Themen und versucht den interessierten Leser, respektive Leserinnen, über nicht so bekannte Naturmittel und Produkte aufmerksam zu machen.

Alles, was die Autorin Monika Braun niederschreibt, ist authentisch und nachvollziehbar.

Was als Hobby begann, ist zur Leidenschaft geworden und deshalb sind bereits einige Kindle Bestseller auf dem Markt.

Monika Braun meint noch:

Wenn dieser, ich will mal sagen, Ratgeber bei Ihnen auf positiven Grund gefallen ist, freue ich mich über eine Weiterempfehlung oder einer netten Besprechung, etwa bei amazon.de. Bücher wie ebendiese leben von den Beurteilungen Ihrer Leser.

Falls Sie Fehler entdecken, teilen Sie mir diese Bitte per Email an: autor-monikabraun@web.de mit.

So kann ich die Patzer unkompliziert und rasch beheben. Fehler in einer Rezension zu erwähnen, schadet dem Ratgeberbuch.

Und dass leider längerfristig. Solange eben, wie er auf dem Markt ist – selbst wenn dann der Mangel bereits lange behoben ist. Danke!

Kleine Anmerkung noch: Für einige detaillierte Informationen bediente ich mich der Datenbank Wikipedia. Ich hoffe, ich konnte Ihnen viele wertvolle Ratschläge geben und bedanke mich für Ihren Kauf und das Lesen bis zu diesem jetzigen Zeitpunkt.

Rechtliches

Dieses E-Books bleibt geistiges Eigentum des Autors und ist urheberrechtlich geschützt. Das E-Book darf weder ganz noch teilweise in irgendeiner Form, ohne Zustimmung des Autors, bzw. Verfassers vervielfältigt, kopiert, übersetzt, mikroverfilmt und weitergegeben, sowie auf eigenständigen Medien oder Datenbanken ab gespeichert werden. Der Autor distanziert sich von den Inhalten zu allen evtl. externen und weiterführenden Links und Webseiten, die in diesem E-Book festgehalten sind. Sollten Amazon – Verknüpfung in diesem E-Book enthalten sein, übernehmen wir keine Garantie, ob der jeweilige Artikel auf Lager ist. Bei einem Kauf über diesen Link erhält der Autor eine minimale Vermittlungsgebühr von Amazon oder einem anderen Affiliate -Partner. Welches allerdings nicht Grundlage der Nennung des Links ist, sondern nur als Information zu einem evtl. Erwerb. Alle genannten Daten beziehen sich auf den Stand 03/2015- für womöglich Änderungen des Inhaltes wird keine Haftung übernommen.

Eine Haftung oder Mithaftung durch gesetzeswidrige Inhalte zu externen Webseiten wird ausgeschlossen, da der Autor keinen Einfluss auf die Entstehung, Entwicklung oder Veränderungen der unter den angegebenen Domains laufenden Webseiten hat. Auch wenn Sie die rechtlichen Hinweise langweilen, aber die müssen halt sein.

Fotonachweis:

Die meisten sind eigene Aufnahmen (Laienaufnahmen, kann also schon mal was unscharf sein -sorry) /

Fotolia: Fotolia: © Valentina R. - Fotolia.com

Photo: Copyright ©2001 – Irene-B.G.-p.oHG Photo-Objects-Hemera-Canada

Coverbild: Fotolia: © Valentina R. - Fotolia.com

Coverdesign: https://www.fiverr.com/fiverrcreator

Meine Motivation!

Mit einigen Kilos weniger und neuem Bikini:

AUF NACH MALLORCA

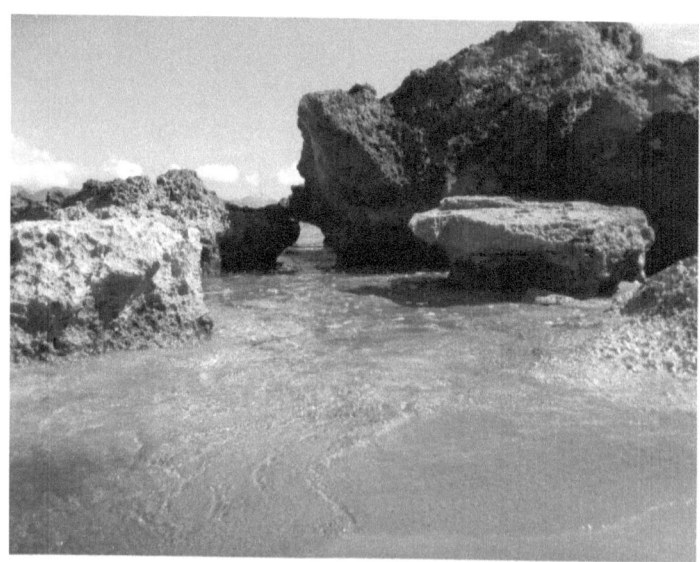

www.ingramcontent.com/pod-product-compliance
Lightning Source LLC
Chambersburg PA
CBHW030541290526
45786CB00004B/1811